OSTEOPOROSE

THINGS YOU SHOULD KNOW
(QUESTIONS ET REPONSES)

Rumi Michael Leigh

Introduction

Je voudrais vous remercier et vous féliciter d'avoir acheté ce livre, série "L'ostéoporose, ce que vous devriez savoir (questions et réponses)".

Ce livre vous aidera à comprendre, à réviser et à maîtriser les connaissances générales et les mots clés de l'ostéoporose et son incidence sur la vie des personnes atteintes de cette maladie.

Merci encore d'avoir acheté ce livre, j'espère que vous l'apprécierez !

Chapitre 1

1) Que signifie "osteo" ?

- Ostéo signifie l'os.

2) Que signifie "porose" ?

- Porose signifie les pores.

3) Qu'est-ce que l'ostéoporose ?

- L'ostéoporose est une maladie qui entraîne une diminution de la densité osseuse.

4) Les os sont-ils des tissus vivants ?

- Oui, les os sont des tissus vivants.

5) Quel est le nom de l'os interne ?

- Le nom de l'os interne est l'os spongieux.

6) Quelle est l'enveloppe externe de l'os ?

- L'enveloppe externe de l'os est l'os compact.

7) Quels sont les différents types d'os ?

- Les différents types d'os sont longs, courts, plats et irréguliers.

8) L'ostéoporose est-elle une maladie ?

- Oui, l'ostéoporose est une maladie.

9) La perte osseuse est-elle une maladie ?

- Non, la perte osseuse n'est pas une maladie. La perte osseuse est normale avec le vieillissement.

Chapitre 2

1) Comment le vieillissement provoque-t-il une perte osseuse ?

- Lorsque nous vieillissons, la décomposition des tissus osseux est plus importante que la création de nouveaux tissus.

2) La génétique est-elle un facteur de risque de l'ostéoporose ?

- Oui, la génétique pourrait constituer un facteur de risque de l'ostéoporose.

3) L'ostéoporose est-elle douloureuse ?

- Non, l'ostéoporose n'est pas douloureuse.

4) Pourquoi l'ostéoporose est-elle souvent appelée maladie silencieuse ?

- On appelle souvent l'ostéoporose, maladie silencieuse car on peut perdre de la densité osseuse sur une longue période sans s'en rendre compte.

5) À quel âge avons-nous le pic de masse osseuse?

- Nous avons notre masse osseuse maximale vers 30 ans.

6) Le pic de masse osseuse se produit-il plus tôt chez les hommes ou chez les femmes ?

- Le pic de masse osseuse se produit plus tôt chez la femme que chez l'homme.

7) Les enfants peuvent-ils souffrir d'ostéoporose ?

- Oui, les enfants peuvent aussi souffrir d'ostéoporose.

8) Quels sont les types d'ostéoporose chez les enfants ?

- Les types d'ostéoporose chez les enfants sont l'ostéoporose idiopathique et l'ostéoporose secondaire.

9) Quel est le type d'ostéoporose le plus courant chez les enfants ?

- L'ostéoporose secondaire est le type d'ostéoporose le plus courant chez les enfants.

10) Quelles sont les causes de l'ostéoporose secondaire chez les enfants ?

- Les causes de l'ostéoporose secondaire chez les enfants sont le diabète, la leucémie, l'anorexie mentale, l'hyperthyroïdie, l'ostéogenèse imparfaite, les maladies du rein, etc.

Chapitre 3

1) Quelles sont les fonctions du squelette ?

- Les fonctions du squelette sont le soutien, les mouvements, la protection, le stockage et la formation de cellules sanguines.

2) Quelle est la fonction de protection de l'os ?

- La fonction de protection de l'os est la protection des organes internes.

3) Donner quelques exemples des organes protégés par l'os.

- Certains organes protégés par les os sont le cerveau, le cœur, etc.

4) Quelles sont les substances stockées par les os?

- Les substances stockées par les os sont les sels minéraux, les lipides, etc.

Chapitre 4

1) Que sont les ostéoclastes ?

- Les ostéoclastes sont des cellules qui décomposent les vieux tissus osseux.

2) Que sont les ostéoblastes ?

- Les ostéoblastes sont des cellules qui remplacent les vieux tissus osseux par de nouveaux.

3) Comment les ostéoblastes créent-ils de nouveaux tissus osseux ?

- Les ostéoblastes créent de nouveaux tissus osseux en utilisant les minéraux (phosphate et calcium) du sang.

4) Qu'est-ce qu'une ostéoporose secondaire ?

- Une ostéoporose secondaire est une ostéoporose causée par un autre problème de santé.

5) Qu'est-ce qu'une ostéoporose idiopathique ?

- Une ostéoporose idiopathique est une ostéoporose sans cause connue.

6) Quelles sont les ethnies susceptibles de souffrir d'ostéoporose ?

- Les caucasiens et les asiatiques sont plus susceptibles de souffrir d'ostéoporose.

7) Pourquoi les caucasiens et les asiatiques sont-ils plus susceptibles de souffrir d'ostéoporose ?

- Les caucasiens et les asiatiques sont plus susceptibles de souffrir d'ostéoporose car leurs niveaux d'œstrogène et de testostérone sont plus bas.

8) Quelles sont les mesures de prévention de l'ostéoporose ?

- Les moyens de prévenir l'ostéoporose consiste à avoir un régime alimentaire sain, à prendre des médicaments et à faire de l'exercice physique régulièrement.

9) Quels sont les facteurs de risque de l'ostéoporose ?

- Les facteurs de risque de l'ostéoporose sont l'âge, les antécédents familiaux, le sexe (féminin), l'ethnie, les hormones, le tabac, la consommation excessive d'alcool, le manque d'exercice physique, le cancer de la prostate, le cancer du sein, les maladies du foie, le lupus, le manque de calcium dans l'alimentation, etc.

10) Quels sont les signes de l'ostéoporose sur les vertèbres ?

-   L'ostéoporose peut réduire la taille d'une personne et entraîner une courbure de la colonne vertébrale.

Chapitre 5

1) Comment le traitement du cancer de la prostate augmente-t-il les risques d'ostéoporose chez les hommes ?

- Le traitement du cancer de la prostate augmente les risques d'ostéoporose chez les hommes, car il réduit le taux de testostérone.

2) Comment le traitement du cancer du sein augmente-t-il les risques d'ostéoporose chez les femmes ?

- Le traitement du cancer du sein augmente les risques d'ostéoporose chez les femmes car il réduit le taux d'œstrogène.

3) Les exercices physiques excessifs chez les femmes peuvent-ils empêcher les menstruations?

- Oui, des exercices physiques excessifs chez les femmes peuvent entraîner l'absence de menstruations.

4) Comment le tabac peut-il causer l'ostéoporose ?

- Le tabac peut causer l'ostéoporose car il réduit le niveau d'œstrogène.

5) Quelle est la valeur normale de calcium dans le sang ?

- La valeur normale de calcium dans le sang est de 2,25 à 2,75 mmol / L.

6) Est-ce que le test sanguin de calcium détecte l'ostéoporose ?

- Non, le test sanguin de calcium n'est pas suffisant pour déterminer l'ostéoporose.

7) Quel type de nourriture contient du calcium ?

- Les types d'aliments contenant du calcium sont les produits laitiers tels que le lait, le yogourt, le fromage, les légumes verts, etc.

8) Pourquoi les aliments salés présentent-ils un risque élevé d'ostéoporose ?

- Les aliments salés présentent un risque élevé d'ostéoporose car des taux élevés de sodium entraînent une perte de calcium dans les os.

9) La consommation de caféine présente-t-elle un risque d'ostéoporose ?

- Oui, une consommation quotidienne élevée de caféine constitue un risque d'ostéoporose.

10) Pourquoi une consommation quotidienne élevée de caféine est-elle un risque d'ostéoporose ?

- Une consommation quotidienne élevée de caféine constitue un risque d'ostéoporose car la caféine diminue l'absorption de calcium.

Chapitre 6

1) Comment les ostéocytes sont-ils formés ?

-   Les ostéocytes sont des ostéoblastes devenus latents.

2) Que sont les cellules latentes ?

-   Les cellules latentes sont des cellules inactives.

3) Quelles sont les plus grandes cellules osseuses?

-   Les ostéoclastes sont les plus grosses cellules osseuses.

4) Les ostéoplastes sont-ils vraiment des cellules osseuses ?

-   Non, les ostéoplastes ne sont pas vraiment des cellules osseuses.

5) L'ostéoporose est-elle généralement plus fréquente chez l'homme ou chez la femme ?

-   L'ostéoporose est généralement plus fréquente chez les femmes.

6) Pourquoi les femmes ont-elles un risque plus élevé de développer l'ostéoporose que les hommes ?

- Le risque d'ostéoporose est plus élevé chez les femmes que chez les hommes car, après la ménopause, la production d'œstrogènes diminue.

7) Quel est généralement le premier signe physique de l'ostéoporose ?

- Une fracture est généralement le premier signe physique d'ostéoporose.

8) Quelles sont les fractures les plus courantes associées à l'ostéoporose ?

- Les fractures les plus courantes associées à l'ostéoporose sont les poignets cassés, les vertèbres, les côtes et les hanches cassés.

9) Chez les patients présentant un risque d'ostéoporose, pourquoi une fracture des vertèbres, des côtes, etc. est-elle susceptible de se produire ?

- Il est probable qu'il y ait une fracture dans ces zones car ces os contiennent principalement des os spongieux.

10) Comparez l'os spongieux d'un os normal à l'os spongieux atteint d'ostéoporose.

- L'os spongieux d'un os atteint d'ostéoporose a plus de pores qu'un os spongieux d'un os normal.

Chapitre 7

1) Quand la prévention de l'ostéoporose doit-elle commencer ?

- La prévention de l'ostéoporose devrait commencer dès le plus jeune âge.

2) Pourquoi la prévention de l'ostéoporose devrait-elle commencer dès le plus jeune âge ?

- La prévention de l'ostéoporose devrait commencer dès le plus jeune âge afin de permettre une masse osseuse suffisante et de réduire la perte osseuse avec l'âge.

3) La prévention de l'ostéoporose est principalement bénéfique à quelle population ?

- La prévention de l'ostéoporose est principalement bénéfique aux personnes âgées, aux femmes en phase de ménopause et à la prévention des fractures.

4) Quelle partie de l'os l'ostéoporose post-ménopausique affecte-t-elle ?

- L'ostéoporose post-ménopausique affecte l'os trabéculaire.

5) Quelle partie de l'os l'ostéoporose sénile affecte-t-elle ?

- L'ostéoporose sénile affecte l'os trabéculaire et l'os cortical.

6) Qu'est-ce que l'aménorrhée ?

- L'aménorrhée est une absence de menstruation chez une femme qui est encore en âge de procréer.

7) L'aménorrhée est-elle un facteur de risque d'ostéoporose ?

- Oui, l'aménorrhée est un facteur de risque d'ostéoporose.

8) Qu'est-ce que la nulliparité ?

- La nulliparité est une femme qui n'a jamais eu d'enfants.

9) La nulliparité est-elle un facteur de risque d'ostéoporose ?

- Oui, la nulliparité est un facteur de risque d'ostéoporose.

Chapitre 8

1) Quel type de médicament aide les os ?

- Les multivitamines et les suppléments aident les os.

2) Quelle vitamine est très importante dans l'absorption du calcium ?

- La vitamine D joue un rôle très important dans l'absorption du calcium.

3) Quelles sont les sources de vitamine D ?

- Les sources de vitamine D sont dans l'alimentation, le soleil et les médicaments.

4) Quels sont certains des médicaments utilisés pour traiter l'ostéoporose ?

- Certains des médicaments utilisés pour traiter l'ostéoporose sont les bisphosphonates, la calcitonine, le dénosumab, les modulateurs sélectifs du récepteur des œstrogènes (SERM), etc.

5) Sur quelles cellules les médicaments utilisés pour traiter l'ostéoporose agissent-ils ?

- Les médicaments utilisés pour traiter l'ostéoporose, tels que les bisphosphonates, la calcitonine, etc. agissent sur les ostéoclastes.

6) Quels médicaments peuvent causer l'ostéoporose ?

- Les médicaments pouvant causer l'ostéoporose comprennent les glucocorticoïdes, la coumadine, les médicaments anticonvulsivants, etc.

7) À quoi sert la Coumadine ?

- La Coumadine est utilisé pour éclaircir le sang.

8) Les médicaments utilisés pour traiter l'arthrite peuvent-ils causer l'ostéoporose ?

- Oui, les médicaments utilisés pour traiter l'arthrite peuvent causer l'ostéoporose.

9) Les médicaments utilisés pour traiter l'asthme peuvent-ils causer l'ostéoporose ?

- Oui, les médicaments utilisés pour traiter l'asthme peuvent causer l'ostéoporose.

Chapitre 9

1) Comment le calcium aide-t-il le cœur ?

- Le calcium aide à la contraction du cœur.

2) Le calcium aide-t-il pendant la coagulation du sang ?

- Oui, le calcium joue un rôle lors de la coagulation du sang.

3) Qu'est-ce que l'hypocalcémie ?

- L'hypocalcémie est un faible taux de calcium dans le sang.

4) Quelle est l'hormone qui s'active pendant l'hypocalcémie ?

- L'hormone qui s'active lors d'une hypocalcémie est la parathormone (PTH).

5) Qu'est-ce que l'hypercalcémie ?

- L'hypercalcémie est un taux élevé de calcium dans le sang.

6) Quelle est la fonction de la calcitonine ?

- La calcitonine régule les taux de calcium et de phosphore dans le sang.

7) Où la calcitonine est-elle sécrétée ?

-    La calcitonine est sécrétée dans la thyroïde.

Chapitre 10

1) Qu'est-ce que l'ostéopénie ?

- L'ostéopénie est le début de la perte osseuse. C'est une diminution de la densité osseuse.

2) L'ostéopénie conduit-elle toujours à l'ostéoporose?

- Non, l'ostéopénie ne conduit pas toujours à l'ostéoporose.

3) Qu'est-ce que l'ostéogenèse imparfaite ?

- L'ostéogenèse imparfaite est un trouble génétique des os qui fragilise les os et les font casser facilement.

4) Qu'est-ce que l'ostéomalacie ?

- L'ostéomalacie est la diminution de la minéralisation osseuse.

5) Qu'est-ce que la phosphorémie ?

- La phosphorémie est la concentration de phosphore dans le sang.

6) Quelle est la valeur normale de la phosphorémie chez un adulte ?

- La valeur normale de la phosphorémie chez un adulte est de 40 mg / litre.

7) Parathormone agit sur quels organes ?

- La parathormone agit sur les os, l'intestin et les reins.

8) Sur quelles cellules agissent les hormones parathyroïdes ?

- Les hormones parathyroïdes agissent sur les ostéoblastes.

9) Comment la parathormone affecte-t-elle les reins?

- La parathormone affecte les reins en augmentant la réabsorption du calcium et en activant la vitamine au calcitriol.

Chapitre 11

1) Qu'est-ce que l'IMC ?

- Indice de masse corporelle.

2) L'IMC est-il une valeur indicative pour les personnes âgées ?

- Oui, l'IMC est une valeur indicative pour tous les adultes, y compris les personnes âgées.

3) Pourquoi l'IMC est-il une valeur indicative pour les personnes âgées ?

- L'IMC est une valeur indicative pour les personnes âgées car celles-ci perdent quelques centimètres au niveau de la colonne vertébrale. Le calcul de l'IMC est donc une valeur indicative.

4) Quelle est la formule de l'IMC ?

- IMC = Poids (kg) / taille (m2)

5) Quelle est la valeur de l'ostéodensitométrie qui indique l'ostéoporose ?

- La valeur d'ostéodensitométrie inférieure à 2.6.

6) Comment mesure-t-on la densité minérale osseuse ?

- La densité minérale osseuse est mesurée par le T-score.

7) Quel est le T-score ?

- Le T-Score est la comparaison / mesure de la densité minérale osseuse par rapport à une densité osseuse normale.

8) Quel est le Z-score ?

- Le Z-score est la comparaison ou mesure de la densité minérale osseuse par rapport à des personnes âgées similaires.

9) Comment diagnostique-t-on l'ostéoporose ?

- L'ostéoporose peut être diagnostiquée par rayons X, analyses de sang, l'absorptiométrie à rayons X en double énergie et échographie.

10) Quelle est la fonction de l'absorptiométrie à rayons X en double énergie ?

- L'absorptiométrie à rayons X en double énergie est un examen par rayons X spécialisé utilisé pour mesurer la densité minérale osseuse.

Conclusion

Merci encore d'avoir acheté ce livre. J'espère que cela vous a aidé dans votre cheminement pour comprendre l'ostéoporose et son impact sur les personnes qui en souffrent autour de vous.

S'il vous plaît, si vous avez apprécié ce livre, j'aimerais que vous laissiez un commentaire. Ce serait apprécié.

Je vous remercie.

www.ingramcontent.com/pod-product-compliance
Lightning Source LLC
Chambersburg PA
CBHW051144230720
48655CB00007B/3235